NOUVELLES ÉTUDES

SUR

VALS

PAR

Le Dr LAFOSSE

MÉDECIN INSPECTEUR DES EAUX DE VALS
LAURÉAT DE L'ACADÉMIE DE MÉDECINE
MEMBRE DE LA SOCIÉTÉ FRANÇAISE D'HYGIÈNE DE PARIS
MEMBRE CORRESPONDANT DE LA SOCIÉTÉ MÉDICO-PRATIQUE DE PARIS
ETC. ETC.

Mémoire récompensé par l'Académie de Médecine

PARIS

IMPRIMERIE V. GOUPY ET JOURDAN

71, RUE DE RENNES, 71

—

1890

NOUVELLES ÉTUDES SUR VALS

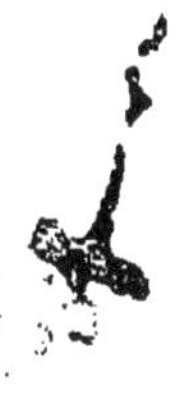

PETIT GUIDE MÉDICAL

DES

EAUX MINÉRALES DE VALS

LAVAGE DE L'ESTOMAC
PAR LES EAUX MINÉRALES DE VALS

NOUVELLES ÉTUDES

SUR

VALS

PAR

Le Dr LAFOSSE

MÉDECIN INSPECTEUR DES EAUX DE VALS
LAURÉAT DE L'ACADÉMIE DE MÉDECINE
MEMBRE DE LA SOCIÉTÉ FRANÇAISE D'HYGIÈNE DE PARIS
MEMBRE CORRESPONDANT DE LA SOCIÉTÉ MÉDICO-PRATIQUE DE PARIS
ETC. ETC.

Mémoire récompensé par l'Académie de Médecine

PARIS

IMPRIMERIE V. GOUPY ET JOURDAN

71, RUE DE RENNES, 71

1890

NOUVELLES ÉTUDES

SUR

VALS

Dans un Mémoire que l'Académie de Médecine a bien voulu récompenser, j'indiquais les desiderata qui auraient permis à Vals de devenir une grande Station.

Aujourd'hui la grande Station existe ; et, pour indiquer les progrès accomplis, pour mieux en faire ressortir les transformations, je crois qu'il est juste de faire revivre Vals en 1880, époque où j'entrais en fonctions comme médecin-inspecteur et de le montrer tel qu'il est en 1890.

De la comparaison de ces deux dates, à dix ans de distance, on pourra voir qu'il existe peu de lacunes à combler et que d'immenses transformations ont été opérées.

En 1880, on n'arrivait au quartier des Eaux que par un pont submersible jeté sur la Volane, entre les sources Saint-Jean et Impératrice, et une passerelle mobile, espèce de pont en bois, qui était établie entre les sources Marie et Marquise.

C'étaient les seules communications d'une rive à l'autre, avec la passerelle des sources Vivaraises.

A cette époque, c'est à peine si l'on pouvait circuler autour de la source Marie; le parc de cette source n'était pas public.

Un chemin rocailleux, prolongeant le boulevard de Farincourt, conduisait à l'Ardèche.

L'accès de la Station était difficile; le chemin de fer n'arrivait encore qu'à Aubenas; des omnibus, des voitures publiques ou des voitures d'hôtels faisaient le service de la gare à la ville.

Beaucoup de buveurs arrivaient encore par Privas à Aubenas, et quelques-uns, venant des hauts plateaux et du département de la Loire, descendaient par le Cheylard.

Telles étaient les voies de communication et le genre de locomotion qui existaient à cette époque. Encore le buveur était-il entravé dans ses promenades par le péage du pont jeté sur l'Ardèche.

En 1880, il manquait à Vals deux choses indispensables à toutes les villes d'Eaux; une salle de spectacle et un Casino.

Deux réformes étaient également nécessaires : le service des cultes et le service de la poste étaient trop éloignés; leurs rapprochements se faisaient impérieusement sentir.

Enfin un besoin se faisait sentir aussi au quartier des Eaux; on manquait d'eau potable.

Toutes les sources de Vals, qui formaient en 1880 et qui forment encore la plus grande richesse hydro-minérale du monde, se trouvent réunies dans un périmètre de 5 à 600 mètres environ.

Pour conserver ces sources, présentant une remarquable gamme de minéralisation sodique échelonnée depuis moins d'un gramme jusqu'à 9 gr. 50 par litre; pour conserver cette harmonie merveilleuse qui fait l'admiration des médecins, non seulement de la France, mais du monde, j'ai, dès mon premier rapport à l'Académie de médecine, et dans mon *Guide aux eaux minérales de Vals* publié en 1882, réclamé l'*utilité publique* et la *protection* pour assurer l'avenir de la Station.

Vals possédait en 1880 deux établissements de bains, l'établissement thermal de la Société centrale composé de 60 cabinets, et l'établissement thermal, dit Bains Maton, qui renfermait 28 baignoires.

A chaque établissement thermal était annexé un système de douches qui était loin d'avoir la perfection et l'importance d'aujourd'hui.

Quant au traitement *par l'acide carbonique*, il se bornait à quelques inhalations et à quelques douches vaginales avec un appareil bien primitif.

A cette époque le nombre des baigneurs restait stationnaire; il ne dépassait guère 2,500.

Des promenades, quelques excursions et des soirées passées aux salons des hôtels, constituaient les seules distractions de la Station.

Si, jetant un regard en avant, nous arrivons à l'année 1890, nous voyons un immense chemin parcouru.

Le chemin de fer vient à Vals-les-Bains-Labègude, à 1 kilomètre de la station; le pont suspendu est racheté; le pont submersible remplacé par un pont plus pratique; la passerelle en bois, établie entre les sources Marie et Marquise, a fait place à un superbe pont qui relie le parc de l'Intermittente au parc de la Marie, ouvert au public. C'est dans le parc de la Marie que s'élève le grand Casino encore inachevé.

Par contre, en face de l'Intermittente, sur l'emplacement de l'Hôtel du Parc et des bains Maton, on a construit, en plein quartier des Eaux, le théâtre et le Casino. Près de là, sur le boulevard, on a fait une conduite d'eau potable.

Sur la rive droite de la Volane, touchant le grand Casino, se trouve l'originale galerie égyptienne, qui sert de promenade aux buveurs, et d'abri contre la pluie ou le soleil. C'est dans cette galerie que se trouvent les sources Marie, Sophie, Augustine et Françoise.

Plus loin, derrière l'établissement thermal, on a le magnifique parc de la Dominique.

Enfin, une nouvelle église s'élève, superbe, non loin du quartier des Eaux ; la poste est transportée près de là, et une très belle route, sur la rive gauche de l'Ardèche, relie Vals à la ville d'Aubenas.

Tant de confortable et de splendeurs ne pouvaient qu'éveiller le zèle des propriétaires, qui partout se sont mis à forer pour découvrir de nouvelles sources. Ces nombreux forages ont déterminé, pour sauvegarder les anciennes sources et les intérêts de la Station, les Sociétés à réclamer, en 1886, un *périmètre de protection*.

Cette question de périmètre, je l'ai défendue à la Préfecture de Privas, devant la commission, nommée *ad hoc*, au triple point de vue :

1° de l'intérêt général ;
2° de l'intérêt de la Station ;
3° de l'intérêt même des habitants de Vals.

I

« Médecin-inspecteur des eaux minérales de Vals, mes fonctions m'ont fait un devoir d'étudier les causes qui pourraient assurer l'avenir de la station ».

« En première ligne, je mets la protection, sans laquelle la station de Vals piétinera fatalement sur place. En effet, le lendemain d'une source n'est pas assuré ».

« L'État a fait entourer les établissements thermaux qu'il possède de la double garantie de la déclaration d'intérêt public et d'un périmètre de protection. L'État a été prévoyant. Les stations appartenant à des compagnies ou à des particuliers ne sont florissantes que si elles sont protégées ; elles seules ont vu naître et se développer la prospérité. Si quelques-unes n'ont point eu recours à la protection, c'est que la nature y avait pourvu ».

« Il y a en France 53 Stations déclarées d'intérêt général, dont 28 protégées par un périmètre. Il n'y a pas une seule de ces Stations où cette prévoyance s'impose plus qu'à Vals. La fortune de la Station de Vals n'a rien à gagner à la prodigieuse multiplicité des forages qui ont été pratiqués ces dernières années ; car, au point de vue de l'intérêt des eaux, voici ce qui se passe : diverses Sociétés possèdent de 8 à 10 hectares de terrains qu'elles ont converti en parcs et promenades publiques, entretenus par elles ».

« En dehors de ces Sociétés, les propriétaires de sources sont nombreux ; chacun d'eux tire le fruit qu'il peut de sa source, mais soit l'exiguité du sol dont il dispose aux abords, soit toute autre disposition des lieux, aucun d'eux n'apporte un *iota* au bien-être de la station, à la *communauté*, qu'ils ont au contraire compromis par des travaux de sondage dont les effets ont été désastreux sur certaines sources ».

« Les sources les plus réputées de Vals présentent une remarquable gamme de minéralisation sodique, échelonnée depuis moins d'un gramme jusqu'à 9 gr. 50. Cette harmonie merveilleuse, qui fait l'admiration des médecins, non seulement de France, mais du monde entier, ainsi que je l'ai dit déjà, rend d'immenses services dans la pratique médicale ».

« A la Station même, le praticien est assuré de trouver, dans la gamme minérale, l'eau qui convient à l'idiosyncrasie du malade; mais, il est de nombreuses affections chroniques qui réclament la pratique complète de la gamme, affections qui peuvent être traitées avec succès auprès des sources de Vals, et nulle part ailleurs ».

« Pour aider et compléter la guérison des malades qui viennent à Vals, des bains minéraux et des douches sont nécessaires ; or, pour prendre ces bains et ces douches, l'eau des sources est indispensable. Admettez la possibilité de la disparition de ces sources, impossible alors de prendre des bains et des douches, et par contre de faire subir aux malades un traitement hydrominéral. »

« Des forages trop nombreux et très rapprochés peuvent faire perdre aux sources une partie de leur gaz; or, le gaz est l'agent principal de la minéralisation des sources ».

« Non seulement il peut y avoir déperdition de gaz, mais encore diminution dans le volume d'eau débitée ; c'est ainsi que certaine source, l'Alexandre, qui donnait, il y a quelques années, 20 litres à la minute, n'en donne plus que 9 à 10 ».

« Enfin, il y a aussi diminution de minéralisation ; telles sources, Chloë, Souveraine, qui étaient minéralisées à 6 gr. et à 7 gr. sont tombées à 1 gr. et à 2 gr. »

« En parcourant les nombreuses stations d'Eaux minérales, on peut trouver des exemples désastreux de forages malveillants et intempestifs ».

« A Vals, ne voyons-vous pas tous les jours les propriétaires de sources, situées côte à côte, se les prendre et reprendre mutuellement ».

« Et si les eaux de Vals fortement minéralisées venaient à disparaître ! Elles qui sont une richesse nationale ! Ce serait le plus grand malheur et pour les médecins et pour les malades ; car Vals seul possède ces eaux fortes, et sans elles impossible de de traiter et guérir certaines affections ».

« Et la perte de la Dominique, source unique dans le monde par sa composition et par sa présence au milieu du groupe nombreux des eaux bicarbonatées sodiques ! »

« Au point de vue humanitaire, nous avons encore 6 à 8 départements qui envoient à Vals leurs indigents, leurs instituteurs, leurs institutrices, leurs fonctionnaires pauvres, et gratuitement. Donc, au point de vue de la santé publique et de l'intérêt général, toutes ces richesses minérales sont nécessaires ».

II

« Quant à la Station, comment voulez-vous que les Sociétés construisent des hôtels, achèvent le Casino, si l'avenir pour elles n'est pas assuré ? Lorsque les buveurs sauront qu'ils trouveront à Vals plus de confort et de distractions, le nombre en augmentera chaque année. » Nous le voyons bien par la construction du Casino actuel. « Détruire l'harmonie des sources, faire disparaître la minéralisation des eaux fortes, c'est amener d'une manière fatale la ruine de la Station ».

III

« Au point de vue de l'intérêt même des habitants de Vals, si Vals n'était plus Station, et je donne comme exemple St-Galmier, ce serait une perte sèche et une ruine complète. »

« Combien n'y voyons-nous pas d'intérêts engagés ! hôteliers, logeurs en garni, commerçants, industriels, ouvriers... sans compter les produits agricoles, les produits du jardinage, qui trouvent à Vals des débouchés faciles et rémunérateurs ».

« Si nous franchissons le territoire de Vals, nous voyons les villes et les villages voisins chercher à la

Station un écoulement aux produits de leur commerce et de leur industrie ».

« C'est ainsi que tout s'enchaîne, et que ce qui fait la prospérité de Vals rayonne souvent assez loin de la Station. C'est une chaîne sans fin dont chaque anneau représente des intérêts divers ».

« Toutes ces raisons doivent inspirer cette réflexion, que Vals a besoin d'être protégé, et j'ose espérer que le gouvernement de la République, soucieux de tant d'intérêts, saura, dans sa prévoyance, les sauvegarder tous ».

Malgré ces arguments très plausibles, et le rapport favorable de l'Ingénieur des Mines, la commission a remis à une époque ultérieure pour se prononcer sur la nécessité du périmètre.

Autre nécessité : il vient à Vals bien des malades des pays chauds, surtout avec la cachexie caractéristique et la leucocythémie splénique, affections caractérisées par la tuméfaction de la rate et du foie, pâleur excessive, affaissement des tissus, anémie.... Il y a parmi eux beaucoup de militaires qui arrivent toujours de nos colonies d'Afrique, d'Asie, d'Amérique... Le gouvernement, si soucieux du sort de ses soldats, ne pourrait-il pas créer à Vals un hôpital militaire ? Il n'aurait, à mon humble avis, qu'à s'en louer, car les militaires malades trouveraient à Vals, outre les sources sodiques, la Dominique et un établissement hydrothérapique complet, rationnellement et parfaitement organisé.

En effet, l'établissement thermal balnéaire de Vals vient d'être complété par l'annexion d'un Institut hydrothérapique qui renferme tous les perfectionnements de la science moderne.

L'établissement thermal comprend trois corps de

bâtiments : deux affectés aux bains et l'autre à l'hydrothérapie.

L'établissement balnéaire est composé de cinquante-six cabinets, dont six spécialement réservés pour les bains ferro-arsénicaux de la source Saint-Louis. Ce bain ferro-arsénical est désigné par les malades sous le nom de bain rouge. En effet, à peine le corps est-il plongé dans l'eau de la baignoire qu'il est couvert aussitôt d'une poudre impalpable, de couleur ocre foncée. Au dire des chimistes, ce dépôt, ce précipité abondant serait composé de sels de fer, d'arsenic et de silicates divers.

Une cour spéciale, dans chaque bâtiment, est encadrée par des rangées de cabinets de bains, abrités par d'élégantes vérandas. Ces cabinets sont très vastes, très bien aérés, très confortablement agencés.

Dans la grande cour, d'une longueur de 50 mètres sur 10 mètres de largeur, dont la façade du fond est monumentale, coulent deux sources à chacune de ses extrémités ; à l'entrée la Souveraine, au fond l'Alexandre qui s'élève et bouillonne par jets intermittents continus.

C'est avec la grande quantité de gaz acide carbonique que cette dernière source dégage, que l'on a établi le traitement à Vals par l'acide carbonique, élargissant encore le cadre thérapeutique de la Station.

Un perron conduit à la cour annexe, cour pleine de verdure, de fraîcheur et d'ombre, que les malades utilisent comme salles de lecture, de repos ou d'attente.

Les bains alcalins sont alimentés par les eaux des sources Alexandre, Chloë, des Bains, Pauline, Constantine, Camuse, Désirée, Rigolette.

Les sous-produits de Vals sont extraits dans une
petite pièce située non loin des pompes et des ma-
chines.

Cet établissement, auquel ne manquent ni le com-
fort ni le luxe, a le droit de soutenir la comparaison
avec les établissements les plus réputés de France, et
de figurer désormais comme un établissement balnéaire modèle.

Le troisième corps de bâtiment, destiné à l'hydrothérapie, est une magnifique construction toute ré-
cente.

On y arrive par la façade monumentale du fond de
la grande cour. En le parcourant, on voit que cet
Institut hydrothérapique est composé de :

2 salles de sudation pour les deux sexes ;

2 salles de douches pour les deux sexes également ;

2 cabinets pour bains de siège ;

2 cabinets pour douches ascendantes ;

24 vestiaires.

Ces vestiaires, des mieux agencés, renferment tout
ce qui est nécessaire aux baigneurs ; ils sont chauffés
au commencement et à la fin de la saison, époque où
quelquefois les fraîcheurs se font sentir.

C'est du vestiaire que le malade passe dans la salle
de sudation, salle à coupoles bizantines, de 36 mètres
carrés de surface et de 8 mètres d'élévation.

Les deux salles de sudation sont richement décorées à l'orientale avec fresques, frises en céramique,
revêtements en marbre rouge ; des tables en marbre
blanc servent au *massage*.

Dans ces salles règne une température moyenne
de 38° à 40° ; des gradins permettent de varier la
thermalité, soit qu'on s'élève au sommet, soit qu'on
reste sur ceux qui sont près du dallage.

Pour obtenir cette température, on s'est servi d'accumulateurs tubulaires perfectionnés (système Sée), qui peuvent produire à volonté leur maximum de puissance ou ne donner, suivant la susceptibilité des malades, qu'une chaleur douce et modérée.

Ces salles de sudation ont pour but, comme on le sait, d'amener chez les malades un état de moiteur, de provoquer même une transpiration heureuse pour mieux assurer chez eux l'efficacité de la douche et une réaction puissante.

Les malades passent directement des salles de suda-tion aux salles de douches.

Ces salles des douches, comme les précédentes, se composent de coupoles spacieuses, aérées, bien ventilées, qui sont également décorées de marbres et de fresques. C'est là que se trouvent les appareils perfectionnés d'après les derniers progrès de la science, permettant de produire une réaction éner-gique par des douches froides, tièdes, chaudes, écossaises, en jet, en lance, en pluie, en colonne, en cercle...

Pour donner une idée de l'importance de ces instal-lations, il me suffira de dire que les appareils, très nombreux et très variés, sont disposés de telle façon que l'on peut à volonté obtenir instantanément des mélanges d'eau chaude et froide suivant les indica-tions du médecin.

On peut aussi, et ceci a son importance médicale, varier instantanément la pression des douches et les graduer suivant les impressionnabilités des ma-lades.

L'eau qui sert à alimenter les salles de douches, est contenue dans d'immenses réservoirs creusés dans le flanc de la montagne voisine; des pompes puissantes alimentent ces réservoirs d'eau déjà froide qu'une machine réfrigérante, d'un type spécial, permet d'abaisser encore, selon les besoins, au-dessous de zéro.

C'est grâce à cette machine réfrigérante que l'on produit de la glace, si utile pendant les fortes chaleurs pour certaines affections.

Les réservoirs ont une hauteur de 12 à 15 mètres ; c'est par de longs tuyaux en plomb que l'eau arrive et se précipite dans tous les appareils hydrothérapiques avec une forte pression.

Cette eau, d'une température constante de 10° à 12° à son arrivée dans les salles des douches, varie peu jusqu'au moment de son application.

Des salles de douches les baigneurs reviennent aux salles de sudation, où s'opère cet ensemble de phénomènes auquel on a donné le nom de *réaction*.

La réaction est la mise en action de tous les moyens qui servent à lutter contre le froid en provoquant des phénomènes contraires à ceux que détermine cet agent.

La réaction est facilitée par l'élévation de la température, les frictions sèches, le massage, la marche et les exercices en plein air sans les pousser toutefois jusqu'à la fatigue.

Pour les malades pléthoriques et les malades qui redoutent une trop grande chaleur, j'ai fait établir des portes qui permettent d'arriver aux salles de douches sans passer par les salles de sudation.

Je viens de dire que le massage était un des moyens employés pour faciliter la réaction après la douche. Le massage est cet ensemble de manipulations variées qui consiste à exercer des frictions et des pressions combinées, des tractions, des percussions et

des mouvements passifs, foulage, écrasement, exten-
sion.... sur les articulations, les muscles périphériques et les organes malades accessibles à la main.

Le massage, après avoir été longtemps exploité
par le charlatanisme, est parvenu à recevoir le bap-
tême scientifique et à entrer, après beaucoup d'hési-
tations, dans la pratique médicale.

Les effets du massage sont *directs* ou purement
mécaniques, et *indirects*.

Les effets directs sont la propulsion, la progression
rapide de la lymphe et du sang veineux ; la disparition des épanchements lorsqu'ils sont accessibles ;
la diminution des exsudations et la suppression de
la stase dans les vaisseaux lymphatiques qui amène
la disparition des parties gonflées. La lymphe et le
sang veineux, circulant facilement, empêchent les
exsudats de s'accumuler et amènent la résorption de
ceux qui existent.

Les effets indirects sont, à peu de chose près, les
mêmes que ceux produits par l'excitation électrique
sur les nerfs vaso-moteurs et les fibres musculaires ;
les artères se rétrécissent et se dilatent, d'où afflux
sanguin plus considérable, nutrition plus active,
absorption plus rapide et contractions plus énergiques des fibres musculaires.

L'excitation directe n'agit pas seulement sur les
vaisseaux ; elle atteint aussi les nerfs vaso-moteurs
par une action réflexe des nerfs sensibles. Mais c'est
surtout sur les nerfs et les muscles que le massage a
le plus d'action par l'excitation qui s'en suit. L'excitation transmise par les nerfs aux muscles et aux
glandes se traduit par une contraction et une secrétion. Le muscle, par la contraction, — c'est un fait
physiologique bien connu — produit de la chaleur.

Quand le muscle contracté a cessé de fonctionner, il se produit, d'après Dubois-Reymond, une réaction acide qui s'accroît en raison directe de la fatigue musculaire. Suivant toute vraisemblance, il y a connexité entre cette formation d'acide et la consommation simultanée des carbures d'hydrogène du muscle, en particulier du glycogène.

Le massage n'agit pas seulement sur les nerfs, les muscles, les glandes, il agit aussi d'une façon réflexe, par l'intermédiaire des nerfs périphériques, sur les plexus lombaire, solaire..., sur les organes de la circulation et de la digestion qui en dépendent et sur le fonctionnement des muscles lisses de l'estomac et du canal intestinal. C'est cette façon d'agir que l'on emploie lorsque l'on veut exciter les contractions utérines ; on fait sur la paroi abdominale antérieure des frictions circulaires.

J'indiquerai, à la partie thérapeutique de ce mémoire, les maladies justiciables du massage.

En sortant des salles de sudation et du massage, le baigneur sort de l'établissement pour terminer la réaction par des promenades dans les parcs.

C'est dans l'établissement thermal, ainsi que je l'ai relaté plus haut, que s'effectue le *traitement par l'acide carbonique*. Cet acide carbonique est fourni en grande abondance par la source Alexandre. Il est recueilli dans une cabine destinée aux injections et aux douches vaginales, et dans une salle où se trouve un superbe appareil tout en marbre, nickel et cristal.

Le gaz, recueilli dans un gazomètre de cinq mètres cubes de capacité, débouche dans l'appareil où cinq malades peuvent prendre place. Avant d'être employé soit en inhalations, soit en douches, il traverse un récipient d'eau où il se lave et se purifie.

C'est Percival, en 1772, qui a songé à employer l'acide carbonique pour produire l'anesthésie locale, En 1856, Simpson a repris ce moyen, en le perfectionnant, et l'on vit alors dans les hôpitaux de Paris expérimenter les douches locales d'acide carbonique plutôt comme analgésique que comme anesthésique. On les utilisa surtout pour enlever les douleurs déterminées par le cancer utérin. C'est alors que l'on vit dans les établissements thermaux, où l'on trouve des eaux très chargées d'acide carbonique, comme Vals, Vichy, Saint-Alban, Saint-Nectaire... employer ce gaz à la cure des affections justiciables de ce traitement.

En 1883, le Dr Compardon, suivant l'ancienne pratique de Percival et de Simpson, appliqua l'acide carbonique au traitement de la coqueluche. Grâce aux propriétés anesthésiantes non douteuses de l'acide carbonique, il vit disparaître la sensibilité exagérée de la glotte et diminuer, par cela même, les quintes chez les coquelucheux. Ce moyen, toujours employé, se pratique très simplement : l'enfant fait quelques inspirations et le nombre de quintes décroît rapidement. (Dujardin-Beaumetz.)

L'action du gaz acide carbonique est excitante et, à ce titre, recommandable contre certains états torpides ; mais il faut également en graduer méthodiquement l'administration, de crainte de produire des vertiges, des éblouissements, des congestions. L'acide carbonique inhalé doit être mélangé d'une grande quantité d'air ; sans cela, il amènerait très vite les phénomènes bien connus de l'asphyxie, désoxydation des globules rouges, coloration noire du sang.

La proportion la plus convenable pour le mélange d'air et de gaz destiné aux inhalations varie de 2 à

4 parties d'acide carbonique pour 90 à 95 d'air respirable. En dépassant cette limite, il pourrait quelquefois en résulter des accidents.

Le traitement par l'acide carbonique m'a rendu de grands services dans les métrites ou les périmétrites chroniques. Dans ces cas, pour être efficaces, les douches vaginales d'acide carbonique réclament les deux conditions suivantes : que l'acide carbonique donne directement sur le col, et que la douche dure de 20 à 25 minutes.

Ces injections ont l'effet le plus heureux sur tous les phénomènes réflexes dûs à l'existence de ces affections, tels que névralgies, gastralgie, anorexie, insomnie... Ce sont ces symptômes qui sont les premiers améliorés. Dans les cas favorables, ils disparaissent dès la première semaine.

L'état local est plus long à se modifier ; néanmoins, on voit généralement les inflammations chroniques utérines ou périutérines disparaître au bout de 30 jours de traitement.

Dans les cas défavorables, il faut continuer les injections plus longtemps, mais jamais plus de deux mois.

L'appareil dont on se sert à Vals n'est pas compliqué ; son maniement est extrêmement simple ; il ne survient jamais d'accidents.

Toutefois, dans quelques cas d'ulcérations au col, les malades éprouvent de la céphalalgie et des vertiges, espèce d'empoisonnement par l'acide carbonique. Mais ces symptômes fâcheux se dissipent très vite.

Les injections d'acide carbonique jouent, selon moi, le rôle d'injections antiseptiques ; aussi, en même temps qu'elles exercent un véritable massage, provoquent la contraction de toutes les fibres musculaires lisses, elles excitent et précipitent la circulation, accélèrent la résorption des exsudats et corrigent ainsi une nutrition pervertie ou languissante.

M'inspirant des travaux du Dr Herpin, de Metz, travaux remontant à 1855, j'avais, dès 1881, appliqué le traitement par l'acide carbonique dans certains troubles des voies respiratoires, dans la toux spasmodique, l'aphonie des chanteurs, avocats, prédicateurs... (fatigue, défaut de tonicité ou irritation des cordes vocales), les pharyngites chroniques, avec ou sans ulcérations, les angines, les hypertrophies des amygdales, les vertiges auriculaires, les bourdonnements d'oreilles...

Le traitement de la phthisie par l'acide carbonique a même été proposé par M. Maurice Dupont en 1882 dans sa thèse inaugurale; il rappelait que l'amélioration, obtenue parfois chez les phthisiques par leur séjour dans les étables, était peut-être dûe à la présence du gaz acide carbonique exhalé par les animaux.

M. Maurice Dupont cherche à démontrer que l'acide carbonique agit surtout dans la tuberculose comme anesthésique, cicatrisant, antiseptique, excitant... En effet, à ce dernier point de vue, les inhalations de ce gaz excitent l'appétit et calment les vomissements. Mais c'est surtout comme anesthésique que l'on obtient ces heureux résultats.

M. Maurice Dupont, par des observations nombreuses et scientifiques, démontra que les inhalations d'acide carbonique diminuaient encore l'irritabilité du pneumogastrique, augmentant par ce fait la capacité pulmonaire et modifiant la dyspnée.

J'ai pu vérifier la plupart des faits avancés par ce praticien.

En fait d'acide carbonique, c'est au Dr Goïn, de Saint-Alban, que   revient l'honneur d'avoir, après Percival, inauguré le premier — ses travaux remontent à 1832 — le traitement de différentes maladies, et surtout les affections respiratoires par l'acide carbonique.

Le Dr Goïn était bientôt suivi dans cette voie par Niepple (1846), Peter (1854), Durand-Fardel (1858), Villemin (1858), Gay (1876), Servajan (1879).

La plupart de ces auteurs insistent longuement sur les bons effets des inhalations d'acide carbonique dans la dyspnée de l'asthme, de l'emphysème et d'un grand nombre de maladies des voies respiratoires.

Le Dr Goïn est arrivé à sa découverte par le fait suivant : un ouvrier asthmatique respirait avec bien plus de facilité dans un canal souterrain chargé d'acide carbonique, où il travaillait.

Le Dr Weill, de Lyon, sans rappeler les travaux de ses devanciers, a fait une communication à l'Académie des sciences, en 1888, sur les inhalations d'acide carbonique employées comme moyen préventif et curatif de la dyspnée.

D'après ce que j'ai pu constater, et le fait ne paraît pas contesté, le traitement par l'acide carbonique n'a jamais déterminé d'accidents sérieux.

Si ce traitement donne d'excellents résultats dans la dyspnée de l'asthme et de l'emphysème, il n'en est pas de même dans la dyspnée des cardiaques et des urémiques ; si, dans ce cas, l'effet de cette médication est moins satisfaisant, on obtient néanmoins des soulagements très appréciables.

En résumé, le praticien doit prendre en sérieuse considération le traitement par l'acide carbonique, traitement inoffensif, efficace et d'un emploi très facile.

Les inhalations d'acide carbonique dans la dyspnée se font ordinairement deux fois par jour; chaque séance dure de deux à cinq minutes, et la quantité de gaz employé varie de 2 à 3 litres.

Lorsque j'arriverai à la partie thérapeutique de ce mémoire, je donnerai quelques observations succinctes pour démontrer l'efficacité de ce traitement.

En dehors du grand établissement thermal qui renferme l'établissement balnéaire, l'Institut hydrominéral et le traitement par le massage et l'acide carbonique, il existe encore à Vals deux établissements de bains et de douches; l'un, composé de 30 cabinets, est situé sur l'avenue de Farincourt; l'autre, placé derrière la vieille Église, ne renferme que 10 cabinets de bains et une salle de douches.

Non loin de l'établissement hydrominéral, se trouve la source Rigolette *thermalisée* suivant mon désir. La source Rigolette est la source sodique la plus minéralisée, non seulement de Vals, mais du monde entier : elle contient 9 gr. 50 de bicarbonate de soude par litre, d'après la dernière analyse faite en 1886.

M. le pharmacien Valschalde est parvenu, après de patientes recherches, à chauffer l'eau minérale de la source Rigolette, sans lui faire perdre de sa minéralisation.

Pour arriver à ce résultat, il a installé un appareil consistant en un cylindre de cinquante centimètres de longueur sur douze de diamètre, fermé aux deux bouts, et contenant de l'eau douce (non minéralisée). Un tuyau en étain, long d'un mètre, de huit millimètres de diamètre, légèrement contourné en spirale et destiné à l'eau minérale, est vissé au griffon de la source : ce tuyau traverse ensuite le manchon d'eau douce qui est chauffé au moyen d'une rampe à gaz.

Une fois l'eau douce portée à l'ébulition, l'eau minérale s'échauffe à son contact et sort à l'autre extrémité du cylindre à une température de 40 à 45 degrés.

L'eau de la source Rigolette peut donc être bue froide ou chaude à volonté.

Cette source thermalisée est très utile dans certaines affections où l'eau froide des sources de Vals ne peut être supportée.

C'est surtout chez certains dyspeptiques, à idiosyncrasies spéciales, que l'on rencontre des malades qui ne peuvent digérer l'eau froide.

J'ai dit plus haut que des forages multiples avaient mis au jour un certain nombre de sources nouvelles : j'ai cherché d'après la profondeur des forages à établir des données relatives à la minéralisation des sources. Il y a certainement des exceptions ; mais, règle générale, un forage peu profond donne une source *faible* ou de table ; plus profond, ce sont des sources *moyennes* qui jaillissent ; les sources *fortes* résultent d'un forage à une grande profondeur.

A Vals telle paraît être la loi.

Quoique les forages peu profonds donnent en général de l'eau faible, on les continue néanmoins pour obtenir un plus grand volume d'eau, car à Vals certaines sources ne débitent guère plus de 1 à 2 litres 1/2 à la minute, quelquefois moins. Si l'on continue à forer, il peut arriver que l'eau minérale qui, au début, était une eau de table, devienne une eau moyenne ou forte, c'est-à-dire, une eau médicinale.

La plupart des sources nouvellement découvertes sont des eaux de table.

THÉRAPEUTIQUE

Après l'exposé des transformations opérées à la station, j'aborde la partie thérapeutique.

J'indiquerai, d'une façon sommaire, le traitement des principales affections qui se rencontrent à Vals.

La proportion de ces affections peut se décomposer de la manière suivante :

Maladies de l'estomac. 48 0/0
    —   du foie 17 0/0
    —   appareil génito-urinaire. . . 14 0/0
    —   appareil sanguin et nerveux . 12 0/0
    —   de la rate. 9 0/0

MALADIES DE L'ESTOMAC.

Depuis quelques années l'étude des maladies de l'estomac est entrée dans une voie nouvelle et scientifique : on s'est attaché surtout, en étudiant les phénomènes de la digestion, à reconnaître, par certains réactifs et la sonde stomacale, les troubles chimiques amenés dans cet organe par des digestions défectueuses. C'est par cette étude, pour ainsi dire mathématique, que l'on est parvenu à établir une thérapeutique efficace et rationnelle.

On a désigné les maladies de l'estomac sous le nom général de dyspepsie, entité morbide encore pour beaucoup de praticiens, mais destinée tôt ou tard à disparaître du cadre nosologique au fur et à mesure des progrès de la pathologie physiologique et de la chimie.

On peut diviser les dyspepsies suivant les parties qui constituent l'estomac : or, ce ventricule se compose de deux tuniques, musculeuse et muqueuse, de vaisseaux et de nerfs.

En rattachant les dyspepsies à ces parties constituantes, on arrive à la division suivante.

Tunique musculeuse : *dyspepsie atonique*, si cette tunique perd de son activité ; *vomissements*, s'il y a exagération de la tunique musculaire.

Tunique muqueuse : *dyspepsie putride*, s'il y a diminution de secrétions des glandes pepsiques ; *dyspepsie pituiteuse*, si cette sécrétion est exagérée ; *dyspepsie acide*, si cette sécrétion renferme trop d'acidité.

Les vaisseaux ont une grande influence sur la sécrétion du suc gastrique, et il est difficile d'en séparer les phénomènes avec les troubles présentés par les fonctions de la muqueuse.

Quant aux nerfs de l'estomac, le trouble apporté dans leur fonctionnement nous donne la *dyspepsie gastralgique*.

C'est sur cette division des dyspepsies que nous avons basé à Vals le traitement.

Il est certain que, dans chaque variété de dyspepsies, on ne trouve pas un type uniforme ; très souvent c'est un mélange des types, car les troubles fonctionnels ne portent pas seulement sur l'estomac seul, mais encore sur le canal intestinal. Dans ce cas on est en présence de la *dyspepsie intestinale*, qui se divise à son tour, suivant les organes affectés, en *dyspepsie duodénale, dyspepsie iliaque* et *dyspepsie ileo-cæcale.*

En dehors de cette division, nous trouvons encore bon nombre de dyspepsies résultant de lésions d'organes, foie, utérus, vessie ; altérations du sang. Certaines maladies générales, diathèses, goutte, anémie... provoquent également des dyspepsies.

Nous allons aborder le traitement de ces phénomènes multiples.

Dyspepsie atonique.

Dans cette dyspepsie, résultant ou de contractions incomplètes des fibres musculaires, ou de défaut d'innervation, comme chez certaines hystériques, j'emploie, en dehors du traitement diététique, l'eau de Vals en boissons, le lavage de l'estomac, la gymnastique, et surtout, comme action tonique sur l'économie, l'hydrothérapie.

Dans certains cas, j'ai obtenu de bons résultats de la douche épigastrique froide ou alternative.

Ordinairement, je commence le traitement par les eaux faibles de Vals, et je le continue par les eaux moyennes et fortes.

J'ai rencontré assez souvent des malades qui ne pouvaient boire l'eau d'une source et qui se trouvaient très bien de l'eau d'une source similaire ; d'autres, ne supportant pas l'eau froide, trouvaient leur guérison dans l'eau de la source Rigolette thermalisée. A Vals, ces idiosyncrasies sont assez fréquentes.

Ce traitement de la dyspepsie atonique amène presque toujours la guérison; quelquefois, il faut deux et même trois saisons pour l'obtenir.

C'est dans la dyspepsie atonique et flatulente que le massage méthodique m'a rendu de grands services.

Mme X..., m'est adressée par le Dr Vidal, d'Hyères; elle est atteinte de dyspepsie atonique; chez elle se perçoit très facilement le glouglou des liquides. Cette malade a des éructations nombreuses, une distension notable au creux épigastrique et dans l'abdomen. Cette distension, formée par des gaz, est la conséquence de la faiblesse des fibres musculaires de l'estomac et des intestins.

Le lendemain de son arrivée à Vals, le 23 juin 1886, je la soumets au massage trois heures après chaque repas. Chaque séance dure vingt minutes. Après dix jours de ce traitement, le gonflement stomacal et abdominal est moins prononcé et les digestions se font mieux.

Le 8 juillet, on ne perçoit plus le bruit de clapotement et les éructations sont moins nombreuses.

Le 20 juillet, Mme X... retourne à Hyères dans un état très satisfaisant.

Mme X... revient à Vals en 1887, y passe une saison d'un mois et, cette fois, la guérison est complète.

Un autre malade de Valence venait à Vals depuis huit ans pour une dilatation de l'estomac. Son état s'était à peine amélioré. La gymnastique et le massage méthodique pratiqués pendant trois ans ont amené chez lui une grande amélioration et un bien-être relatif.

Je pourrais multiplier ces observations, qui toutes sont les mêmes à peu de choses près, et dans lesquelles le massage, en réveillant l'action des fibres musculaires, a fait sortir de leur torpeur les organes contenus dans l'abdomen.

Voici comment je fais procéder au massage dans les affections de l'estomac et des intestins : je fais faire avec la main des pressions très douces suivant la direction des organes : en demi-lune sur l'estomac ; circulaires sur l'intestin grêle ; puis de bas en haut à partir de la fosse iliaque droite le long du colon ascendant ; de gauche à droite sur le colon transverse ; dans l'hypocondre gauche, de haut en bas, suivant la direction du colon descendant ; enfin, en arrière, au bas du coccyx, pression digitale sur le rectum.

Ces pressions doivent se répéter dix ou douze fois dans une séance, en augmentant progressivement d'intensité.

Cette manière de faire m'a toujours donné d'excellents résultats et jamais je n'ai eu à constater d'accidents.

Il va sans dire que j'emploie concurremment les eaux de Vals en boissons et le traitement par l'hydrothérapie.

Vomissements.

Après l'atonie des fibres musculaires de l'estomac, vient l'exagération de ces mêmes fibres, d'où des vomissements, qui ne sont la plupart du temps que le résultat d'une dyspepsie ancienne.

Les eaux de Vals, en combattant heureusement la dyspepsie, les font disparaître. Comme adjuvants, j'emploie les bains alcalins, les douches chaudes, les douches en cercle, les douches écossaises. Quelquefois je me suis bien trouvé du lavage.

Si les vomissements surviennent chez les névropathes, j'emploie l'hydrothérapie, et surtout la douche froide de courte durée sur la colonne vertébrale avec le col de cygne.

Contre les vomissements des phthisiques — il en vient souvent à Vals — et contre les vomissements des hystériques, le gavage, dans ces cas, donne des résultats tout-à-fait surprenants.

Dyspepsie putride.

Cette dyspepsie tient à deux causes : diminution et perversion du suc gastrique, trop long séjour des aliments dans l'estomac.

Les eaux de Vals, en stimulant la sécrétion du suc gastrique, répondent, comme traitement, à la première indication. A la dernière, j'oppose le lavage de l'estomac avec l'eau de la source Précieuse ou une mixture composée d'eau sulfo-carbonée, d'eau chloroformée et de cocaïne ou encore les frictions au creux épigastrique ; et surtout la douche froide générale et locale qui augmente les fonctions de sécrétion et favorise l'assimilation.

C'est dans cette affection que l'hydrothérapie et le lavage rendent les plus grands services. Du reste, dans la petite brochure que j'ai publiée sur le *lavage de l'estomac par les eaux minérales de Vals*, on trouve l'énumération de toutes les affections qui sont tributaires de ce traitement.

Dyspepsie acide et dyspepsie pituiteuse.

Je confonds, à dessein, ces deux affections dont la seconde n'est souvent que la conséquence de la première.

C'est ici que les alcalins sont tout-à-fait indiqués pour neutraliser l'acidité du suc gastrique. Vals, à ce point de vue, est bien supérieur à toutes les autres Stations, car ce n'est qu'à Vals que l'on trouve cette admirable gamme de minéralisation sodique, qui permet de varier à l'infini, suivant les indications, l'emploi de ses sources nombreuses.

Je joins à l'usage de l'eau minérale, un traitement hygiénique, les grands bains alcalins, le lavage de l'estomac, quelquefois la douche froide, mais très courte et peu énergique.

Ces indications thérapeutiques m'ont toujours donné d'excellents résultats dans les dyspepsies acide et pituiteuse.

Dyspepsie gastralgique.

Dans la dyspepsie gastralgique et les névroses de l'estomac, gastralgie, cardialgie... ce qu'il faut combattre avant tout, c'est la douleur qui souvent est atroce. Ce qui m'a réussi le mieux pour la calmer, ce sont les gouttes noires anglaises, les pulvérisations d'éther au creux épigastrique, les pointes de feu du cautère Paquelin, la mixture à l'eau sulfocarbonée, à l'eau chloroformée et à la cocaïne, les injections de morphine.

Pour empêcher le retour de la douleur, qui n'est qu'un symptôme, il faut en combattre la cause. J'arrive à ce résultat par les eaux de Vals tant sodiques qu'arsénicales. Les eaux peu minéralisées des sources Impératrice, St-Jean, Pauline.... m'ont surtout donné des résultats très heureux.

C'est dans ces affections que l'hydrothérapie joue le principal rôle, surtout les douches écossaises, les douches froides sur l'épigastre et la région dorsale. Les douches froides doivent être de courte durée et ne pas dépasser 30 à 40 secondes.

Dyspepsies secondaires.

J'ai indiqué plus loin les organes qui, en dehors de l'estomac, donnaient lieu à des troubles fonctionnels de la digestion.

Ces dyspepsies secondaires ne sont que la conséquence de lésions d'organes qui, pour la plupart, sont tributaires des eaux de Vals. C'est ainsi que le foie, l'utérus, les reins, la vessie, l'herpétisme, l'arthritisme, les diathèses en général, et toutes les affections qui peuvent amener des troubles de la nutrition, trouvent à Vals toutes les indications thérapeutiques que l'on doit remplir dans leur traitement. Chacun de ces organes, chacune de ces diathèses demandent un traitement spécial que j'indiquerai plus loin, lorsque j'arriverai aux affections qui les concernent.

Pour me résumer, je dirai que les eaux de Vals remplissent toutes les conditions pour combattre avantageusement toutes les formes de dyspepsies.

MALADIES DU FOIE

A Vals, après les maladies de l'estomac, viennent par ordre de fréquence les affections du foie. Il ne faut pas perdre de vue que si cette glande, aux fonctions complexes, est très lente à devenir malade, elle est plus lente encore à guérir. Aussi est-ce dans les maladies de cet organe que les alcalins ont une bienfaisante influence par leur action excitante et tonique, en favorisant l'oxydation des produits de la digestion. Ramener les forces de l'organisme, voilà le premier effet et le premier résultat des eaux de Vals ; c'est alors que nous voyons les engorgements du foie diminuer de volume et cet organe rentrer peu à peu dans son état normal.

Que l'on ne parle plus de débilitation, de cachexie par les alcalins ! J'ai fait prendre dans le diabète jusqu'à cinq litres d'eau de la source Rigolette, par jour, qui renferme par litre 9 gram. 50 de bicarbonate de soude ; c'est donc une dose quotidienne de plus de 45 grammes d'alcalins, sans compter les autres sels minéraux, que les malades absorbaient. Eh bien, jamais je n'ai rencontré à Vals la cachexie alcaline. Au contraire, j'ai constaté chez presque tous mes malades une augmentation de poids pendant leur séjour à Vals. Cette augmentation était souvent considérable, ce qui ne m'empêche pas parfois d'employer les alcalins, comme régulateurs de la digestion, contre l'obésité, mais avec un traitement et un régime spécial.

Engorgements.

Je conserve cette vieille expression d'engorgements qui répond bien à ces affections diverses dans lesquelles se rencontre toujours une augmentation du volume du foie. Ces affections portent surtout sur les troubles de circulation, de nutrition et de dégénérescence.

Les troubles de la circulation amènent des congestions, contre lesquelles les eaux de Vals sont souveraines. Dans ces cas, j'emploie d'ordinaire les eaux fortement minéralisées, de préférence la Précieuse, que je fais prendre à doses progressives. Je ne dépasse guère six verres par jour. Je joins, à ce moyen curatif, les lavements d'eau froide matin et soir, l'hydrothérapie, surtout les douches froides générales et locales. Les douches sont toujours en jet de très courte durée, de 30 à 45 secondes.

Lorsque j'ordonne la douche en jet dans les injections du foie, je fais porter le jet directement sur cet organe; pour que la douche ait plus d'action, je fais prendre au malade la position d'une personne qui tire des armes, le pied droit bien d'aplomb, le pied gauche rejeté en arrière, le corps porté légèrement en avant et le bras gauche levé en l'air.

Il ne faut pas oublier que, dans les congestions du foie, le régime alimentaire joue un grand rôle.

Dans quelques congestions, chez les sujets irritables, j'ai tiré des douches écossaises les résultats les plus heureux.

Dans les affections du foie résultant de trouble de nutrition, les eaux de Vals réussissent toujours en régularisant les fonctions digestives ; c'est ce qui explique les guérisons que l'on obtient chez les anémiques, chez les personnes épuisées et principalement chez ces malades qui nous viennent des pays chauds avec des engorgements viscéraux de la rate et du foie. Chez ces derniers malades, je suis obligé souvent d'agir par tâtonnements, relativement aux sources que j'ordonne : la meilleure pour moi est toujours celle qui est le mieux supportée.

Après les eaux prises en boisson, le moyen le plus actif est la douche, mais très courte et toujours en jet. J'ai bien soin d'en indiquer la température, qui jamais ne dépasse 12 à 13°.

Après la douche froide, viennent les douches alternantes, les bains alcalins, qui me rendent de grands services. Dans quelques cas, le massage méthodique m'a été très utile, principalement lorsque la vésicule du fiel était distendue.

Tous ces moyens n'ont qu'un but, favoriser la nutrition, régulariser la circulation, et par le fait s'opposer aux hyperhémies.

Puisque je parle d'hyperhémie, je dirai en passant que dans les hyperhémies cérébrales que j'ai rencontrées à Vals, j'ai trouvé contre ces affections un moyen curatif puissant dans la douche chaude à la plante des pieds. Cette douche, que j'ordonne deux fois par jour, est de 8 à 10 minutes de durée. Voici, pour ces douches, la position que je fais prendre : le malade s'appuie sur une barre fixe et fléchit la jambe en relevant le pied qui s'appuie sur la pointe du gros orteil ; la douche terminée d'un côté on la continue, le malade cherchant un point d'appui sur l'autre pied. D'autrefois on alterne successivement d'une plante du pied à l'autre.

Les dégénérescences de la glande hépatique donnent lieu aux altérations cancéreuse, graisseuse et amyloïde.

Dans la dégénérescence cancéreuse, ce qu'il faut avant tout, c'est prolonger la vie des malades; on y parvient par les eaux de Vals qui relèvent les forces, régularisent les fonctions digestives et combattent ces troubles de la nutrition si bien décrits par le professeur Bouchard.

La dégénérescence graisseuse est tributaire des eaux bicarbonatées sodiques de Vals; à l'eau prise à l'intérieur à hautes doses, je joins un traitement hygiénique, la gymnastique, le massage, l'exercice, la sudation et les douches froides générales. J'ai pu activer ainsi la circulation et la transpiration cutanée, empêcher la graisse de s'accumuler dans les tissus et la comburer par une respiration plus active.

Tels sont les moyens que j'emploie contre l'obésité. Je pourrais citer des observations où les malades, après deux mois de séjour à Vals, ont perdu 6, 8 kilogr. et même plus de leur poids.

Quant à la dégénérescence amyloïde ou cirrhose du foie, qui détermine si souvent des engorgements très considérables de cette glande, je puis affirmer avoir obtenu des guérisons définitives par les eaux de Vals. J'ai noté huit guérisons déjà et six malades en traitement sont sur le point de voir leur affection disparaître. Mais je dois dire qu'aux eaux bicarbonatées sodiques je joins, depuis trois ans, l'hippurate de chaux que je fais prendre à la dose de 1 gr. 50 par jour, en trois fois, matin, midi et soir, suivant les indications de mon excellent ami, le Dr Poulet, de Plancher-les-Mines.

Est-ce aux alcalins, est-ce à l'hippurate que je dois ces succès? à ces deux médications sans doute. Seulement j'ai remarqué que l'hippurate avait bien plus d'action lorsque les malades suivaient leur traitement à la Station même.

Lithiase biliaire.

J'arrive à une affection du foie, extrêmement fréquente, que j'ai décrite longuement dans mon *Guide aux eaux minérales de Vals*, à la lithiase biliaire. Sans m'arrêter aux causes, au traitement hygiénique et au régime alimentaire, je ne m'occuperai que de son traitement thermal, qui est le véritable traitement.

Les eaux de Vals ne dissolvent certainement pas les calculs biliaires, mais elles facilitent leur expulsion en modifiant la composition de la bile, en améliorant les fonctions digestives, en régularisant la nutrition, et surtout en diminuant la congestion de la glande hépatique.

Dans la lithiase, ce qu'il faut avant tout, c'est de la persévérance; on doit encourager les malades, dissiper leur inquiétude, les engager à continuer la médication alcaline même au milieu des crises. J'apporte dans l'administration du traitement spécial à cette affection une surveillance de tous les instants. Souvent, au milieu du traitement, des crises douloureuses éclatent qui déterminent une expulsion de calculs : c'est là un mal nécessaire; mais il faut aussi remarquer qu'un bien-être se produit ensuite et qu'une nouvelle crise, si elle se produit, est moins violente et moins douloureuse. D'autres fois, les calculs biliaires ne sont expulsés que quelque temps, assez souvent quelques mois, après l'emploi de l'usage des eaux. C'est assez dire qu'il faut plusieurs années pour faire disparaître entièrement la lithiase biliaire et les coliques qui fatalement l'accompagnent.

D'ordinaire, j'engage les malades à prolonger leur séjour pendant un mois au moins ; s'ils peuvent disposer d'un temps plus long, je leur fais prendre deux saisons, une fin mai, et l'autre en septembre, et toutes deux d'une durée d'au moins 25 jours.

Dans les crises douloureuses, qui sont déterminées par le passage des calculs, j'emploie avec succès les bains alcalins de deux heures, et les douches alternatives sur la région du foie pour en favoriser l'expulsion et atténuer la douleur.

Il faut en général trois et quatre ans du traitement thermal pour obtenir l'entière disparition de la lithiase biliaire.

Diabète.

Je rattache aux maladies du foie le diabète et l'obésité, qui est une des causes prédisposantes du diabète. Du reste, ces deux affections ne sont l'une et l'autre que la conséquence d'un trouble général dans la nutrition. Dans un petit mémoire, présenté à l'Académie de Médecine, en 1887, sur le *Diabète et son traitement par les eaux minérales de Vals*, je l'ai rapproché de la division des eaux de Vals, en considérant le diabète *faible* ou léger, le diabète de *moyenne* intensité et le diabète *fort* ou grave.

Toutefois chez les diabétiques que j'ai eu à traiter à Vals, j'ai toujours employé les eaux alcalines fortes, surtout l'eau de la source Rigolette, qui contient, ainsi que je l'ai dit déjà, 9 gr. 50 de bicarbonate de soude par litre. J'y joins les eaux arsénicales de la Dominique ou de la Saint-Louis ; souvent j'emploie ces deux médications à la fois, faisant prendre dans la journée les eaux alcalines et les eaux arsénicales aux repas et *vice versâ*.

Les eaux arsénicales agissent en modifiant la constitution du foie et, par cela même, modifiant les fonctions glycogéniques.

Personne n'ignore que, dans le diabète, le sucre produit par la transformation des substances amylacées, ne pouvant subir l'oxydation alcoolique parfaite, est éliminé en nature par les reins. Il en résulte des fatigues éprouvées par l'économie, surtout si la force nerveuse est épuisée. C'est alors que l'hydrothérapie est indiquée. Je fais prendre dans ce cas tous les jours une douche froide, mais très courte et avec une force de projection énergique.

Si la transpiration cutanée est diminuée, si la peau est sèche, je combine la douche chaude à l'action de l'eau froide. Très souvent aussi j'ordonne les bains de vapeurs, les frictions et le massage.

J'insiste surtout sur le régime et l'exercice pour activer la combustion des matières hydrocarbonées.

Le *régime* est *avant tout* la base du traitement du diabète.

Le pain, je l'exclus complètement de l'alimentation des diabétiques ; il en est de même du pain de gluten qui contient toujours, même très bien fabriqué, du sucre en assez grande quantité. Je le remplace par des pommes de terre cuites à l'étouffé ou au four.

Depuis un an, je fais l'essai du pain de Soya, mais je ne puis encore donner de conclusions définitives.

Quant aux boissons, j'ordonne peu d'alcool, du vin coupé avec de l'eau minérale de Vals.

Je termine par les conclusions suivantes, qui accompagnent en partie mon petit mémoire sur le diabète :

1° Il est impossible de ne pas être frappé de l'action salutaire et puissante dans le diabète des eaux alcalines fortes de Vals, surtout de l'eau de la source Rigolette, combinées avec les eaux arsénicales et un régime approprié.

2° Les récidives sont fréquentes lorsque les malades s'écartent des prescriptions qui leur ont été données ; aussi le traitement doit-il être continué longtemps encore, même lorsque les symptômes ont disparu.

3° Il y a parenté de la goutte avec le diabète.

4° Un certain parallélisme existe entre la polysarcie et le diabète.

5° Les symptômes du diabète qui disparaissent les premiers sont la soif et la sécheresse de la bouche ; la sécheresse de la peau est toujours le symptôme le plus tenace, et il faut quelquefois plusieurs saisons pour le voir disparaître.

6° Ce qui caractérise surtout le traitement minéro-thermal de Vals, c'est le retour considérable et rapide des forces musculaires et du sommeil.

7° Le traitement minéro-thermal est le seul moyen de conserver longtemps encore les diabétiques; il entretient chez eux une résistance vitale et les empêche d'arriver trop rapidement à une cachexie fatale.

8° En un mot, *les alcalins*, dans le diabète, ont une action complexe : ils agissent sur les fonctions glycogéniques du foie, ils activent les fonctions de la nutrition et régularisent, avant tout, les fonctions digestives.

Sur un nombre de près de cent diabétiques auxquels j'ai donné des soins, quelques-uns seulement ont été réfractaires à la médication alcaline, parce que leur organisme usé et sans force était incapable de réaction. Tous les diabétiques, dans l'espace d'un mois environ de traitement, voyaient l'échelle glycosurique descendre de 120, 100, 90, 80, 60, 40, à 15, 10, 5, 4, 3 grammes ; beaucoup à zéro.

Obésité.

L'obésité, qui est une des causes du diabète, est une affection qui entraîne des troubles fonctionnels considérables : le premier trouble est une parésie de l'estomac qui se dilate, refoule le diaphragme, rend les digestions lentes et produit de la fatigue. Puis survient de la pneumatose intestinale qui soulève à son tour l'estomac et encore plus le diaphragme ; puis la surcharge graisseuse des organes, du cœur, des vaisseaux, des poumons, des plèvres, des muscles, d'où l'oppression, la dyspnée, la marche paresseuse et difficile...

Si la surcharge graisseuse se porte sur les organes génitaux, vous observez chez l'homme de la frigidité ; chez la femme de l'aménorrhée et souvent la stérilité.

Pour combattre l'obésité à Vals, j'ordonne à hautes doses les eaux alcalines fortes, l'eau de la Rigolette surtout, que j'accompagne d'exercices en plein air autant que possible et d'un régime.

L'alimentation animale exclusive, suivant la méthode Dancel, prise avec les alcalins m'a donné de très beaux résultats.

Dans l'obésité, j'emploie l'hydrothérapie sous deux formes : sudation et douche froide. J'ai renoncé à la première qui est inapplicable et sans efficacité. J'ordonne la seconde de préférence, et c'est à la douche froide générale que j'ai recours.

Cette douche froide ne doit pas avoir plus d'une minute de durée. Je la fais rarement précéder d'une sudation très courte. Lorsque les obèses, ce qui est rare, n'ont guère de transpiration, j'ordonne dans ces cas la douche alternante.

L'obésité est-elle partielle, siège-t-elle par exemple aux parois de l'abdomen, ce qui est assez commun chez les femmes, dans ce cas je joins avantageusement le massage à l'hydrothérapie.

APPAREIL GÉNITO-URINAIRE.

On peut diviser les maladies de l'appareil génito-urinaire en deux classes : maladies des tissus, maladies de nature nerveuse.

Ces maladies peuvent exister simultanément et être liées l'une à l'autre.

Je décrirai d'abord les affections communes aux deux sexes qui portent sur les reins, la vessie.., puis je traiterai les affections spéciales à chaque sexe.

Lithiase urinaire.

Avant tout traitement, dans la lithiase urinaire, on doit analyser les urines et reconnaître si elles sont acides ou alcalines.

Si l'urine est acide, il faut examiner si la gravelle est urique ou oxalique. Dans ces cas, le diagnostic s'établira à l'aide du microscope et des réactifs chimiques.

Les urines offrent-elles une réaction alcaline? on se trouve en présence de graviers de phosphates de chaux et de phosphates ammoniacaux magnésiens, facilement reconnaissables au microscope.

Une fois fixé sur l'origine et la nature de la lithiase urinaire, une thérapeutique rationnelle s'impose.

La gravelle urique a pour causes : 1° la diathèse ; 2° une anomalie de nutrition ; 3° des troubles locaux des reins.

Les causes diathésiques amènent fatalement la goutte. Les causes alimentaires donnent une insuffisance dans l'assimilation des principes albuminoïdes, et, c'est ce défaut d'assimilation et les combustions incomplètes de l'économie qui en sont le résultat, qui amènent la formation des graviers.

Les causes locales tiennent à des troubles fonctionnels du côté du rein ; dans ce cas, les urines renferment moins d'eau, et, par ce fait, déterminent la lithiase urique.

Quoiqu'il en soit de la pathogénie de la gravelle urique, le traitement doit avoir un double but : 1° rendre l'urine moins acide ; 2° expulser les graviers qu'elle renferme.

Les eaux alcalines de Vals sont tout indiquées pour ce traitement.

Et d'abord, il ne faut jamais, dans la lithiase urinaire, employer les eaux alcalines fortes, car, dans ce cas, suivant la juste remraque de Robertz, il se formerait autour des graviers une couche de biurate de soude qui empêcherait l'action dissolvante des alcalins. Au contraire, les eaux alcalines faibles et moyennes favorisent admirablement cette dissolution.

J'ai fait cette remarque, que tant que les urines sont acides, aucun danger n'est à craindre. C'est dire le rôle que le papier réactif doit jouer dans le traitement par les eaux bi-carbonatées sodiques.

J'ordonne toujours les eaux sodiques de Vals à petites doses à la fois. Ce mode de traitement n'a d'autre but que de faciliter la dissolution des calculs, en diminuant leur volume et en aidant ainsi à leur expulsion. Dans deux cas, j'ai vu les calculs se fragmenter dans la vessie. Dans un de ces cas, il devait exister un noyau central qui avait été englobé par des biurates de soude précipités, car les fragments expulsés ressemblaient beaucoup à un noyau de cerise concassé.

Les eaux de Vals sont des lithontriptiques remarquables, non seulement par le bi-carbonate de soude qu'elles renferment, mais eucore par la lithine, la potasse qui entrent dans leur composition.

Depuis l'opinion paradoxale, émise par Trousseau, que l'anémie et la cachexie sont la conséquence de l'abus des alcalins, on a prétendu que ces médicaments amenaient une déglobulisation du sang et un affaiblissement de l'organisme. Jamais, comme je l'ai dit déjà, je n'ai rencontré ces inconvénients à la Station de Vals, et, cependant, j'ai ordonné à certains diabétiques jusqu'à cinq litres par jour d'eau de la source Rigolette. Je puis affirmer que loin d'affaiblir, ces eaux, au contraire, ont été très favorables à la nutrition en augmentant les combustions de l'économie. Du reste les recherches de Martin Damourette et Hyades, de Pupier et Labaudie ont renversé complètement les idées théoriques de Trousseau et de ses disciples et ne laissent aucun doute à ce sujet.

C'est donc en activant la nutrition, en favorisant les combustions de l'économie, en transformant l'acide urique en urée qu'agissent les eaux de Vals. C'est aussi dans le but d'activer les fonctions, qui se rattachent aux phénomènes chimiques présidant à l'accomplissement de ces métamorphoses organiques, que l'hydrothérapie est employée avec succès dans la lithiase urinaire.

J'ordonne la douche froide généralisée, que je termine souvent par la douche avec le col de cygne sur les reins, pour en détacher les graviers.

Si la peau fonctionne mal, j'active ses fonctions par l'action combinée de la douche chaude et de la douche froide. Toujours, dans la lithiase urinaire, l'hydrothérapie m'a donné d'excellents résultats.

Quelquefois, je rencontre, à côté de la gravelle urique, la gravelle oxalique. Cette dernière est toujours le résultat d'aliments ingérés.

La première condition du traitement est de proscrire les aliments qui donnent naissance à cette gravelle. Je complète le traitement par les eaux minérales faibles et l'hydrothérapie, qui agissent comme diurétiques et médicaments expulseurs. J'y joins souvent l'eau acidulée de la Dominique qui m'a toujours été utile.

J'aborde maintenant la lithiase alcaline et le traitement des graviers de phosphates de chaux et de phosphates ammoniacaux magnésiens auxquels elle donne naissance.

Autant les alcalins sont des médicaments héroïques dans la gravelle urique, autant dans la gravelle phosphatique et ammoniacale, ils sont contre-indiqués.

La lithiase phosphatique donne rarement des graviers ; la lithiase ammoniacale en donne au contraire très souvent par la fermentation de l'urée et sa transformation en carbonate d'ammoniaque. Ce qui amènerait cette fermentation et cette transformation de l'urée serait, suivant M. Pasteur, un ferment spécial qui se rencontrerait dans les rétentions d'urines et les inflammations des reins, des uretères et de la vessie.

De ce que les alcalins sont contre-indiqués dans le traitement de la gravelle ammoniacale, s'ensuit-il que l'on soit désarmé pour combattre à Vals cette affection ? Loin de là ! la première indication à remplir est de modifier les urines et d'empêcher leur fermentation. Or, nous avons à Vals la source Dominique, qui est acide (elle renferme par litre 1 gr. 31 d'acide sulfurique libre); elle s'oppose, en empêchant la fermentation urinaire, à l'alcalescence des urines, et facilite la dissolution des graviers qui sont le résultat de cette fermentation.

De nombreux faits cliniques que j'ai recueillis, me permettent d'affirmer l'efficacité de la source Dominique dans le traitement de la lithiase alcaline.

L'hydrothérapie, surtout la douche froide en jet sur la région rénale, m'a donné d'excellents résultats dans la lithiase ammoniacale aussi bien que dans la lithiase urique.

Coliques néphrétiques, hémorrhagies rénales, catarrhe et névroses de la vessie.

La lithiase urinaire détermine souvent, par suite du cheminement des graviers à travers les uretères et la vessie, des troubles fonctionnels caractérisés par la colique néphrétique, les hémorrhagies rénales, le catarrhe et les névroses de la vessie. Il y a beaucoup d'analogie entre la colique hépatique et la colique néphrétique. Dans ces deux affections presque identiques, les malades éprouvent, lorsque les calculs s'engagent dans leurs canaux réciproques, des douleurs vives, lancinantes, atroces, qui souvent arrachent des cris et des gémissements aux personnes les plus courageuses et les plus endurcies à la souffrance.

La première des indications dans la colique néphrétique est de calmer la douleur par les injections hypodermiques de morphine ou de chloroforme : la seconde indication c'est de faire cheminer les graviers le plus promptement possible.

On y parvient par les eaux faibles ou moyennes de Vals, ou bien par l'eau de la source Dominique suivant la nature de la gravelle.

Ces eaux, prises à hautes doses à l'intérieur, agissent non seulement comme diurétiques, mais elles exercent encore leur action sur les calculs urinaires qu'elles désagrègent, ce qui rend leur expulsion plus facile. Bien plus, elles empêchent la formation de nouveaux graviers pendant un temps plus ou moins long, en neutralisant les diathèses : celles-ci, se trouvant modifiées dans leurs causes organiques, cessent de se manifester.

J'ordonne en même temps des bains alcalins prolongés, et quelquefois l'hydrothérapie suivant la nature des lésions.

Un autre accident se manifeste dans la lithiase urinaire, c'est l'hématurie. Ces hémorrhagies rénales sont la conséquence de la présence et des aspérités des calculs urinaires. Pour les juguler, il faut combattre la cause qui les détermine; j'y parviens par les eaux faibles de Vals, l'eau acidulée de la Dominique, et, comme adjuvant, par la douche froide aux extrémités inférieures, qui, de très courte durée, agit par influence réflexe sur la contraction des fibres musculaires des uretères et de la vessie.

Le séjour prolongé des graviers dans la vessie y détermine de l'inflammation qui, à l'état chronique, est désigné sous le nom de catarrhe vésical.

Dans le catarrhe vésical, les eaux faibles de Vals et l'eau de la Dominique, produisent des effets très remarquables. Quelle que soit l'abondance du mucus ou du mucopus dans les urines, on ne tarde pas à voir diminuer cette secrétion morbide, qui finit même par disparaître entièrement.

L'innocuité de ce traitement me permet sans danger de l'employer en toute sécurité, d'autant plus que je proportionne la quantité d'eau à boire au degré de densité et d'épaississement des urines.

Il est cependant des cas où le médecin doit agir avec prudence, c'est lorsque la vessie est surexcitée, et que ces fibres musculaires se contractent trop facilement, en présence de la surabondance d'eau absorbée qui émigre dans ce réservoir; il pourrait s'en suivre des irritations qui amèneraient une rétention.

Dans ces cas, il est extrêmement utile de prendre des bains tièdes prolongés et longtemps continués.

Il ne faut non plus négliger de vider le rectum, dès le matin, par un lavement ou un purgatif doux, et cela pour que l'intestin, excité par les matières, ne provoque pas les contractions de la vessie. Ainsi, donner l'eau en petites proportions à la fois, en boire très fréquemment et, en même temps, prendre de grands bains tièdes prolongés, constitue le meilleur traitement de la cystite chronique avec surexcitation et on ne saurait croire, en suivant ces préceptes, combien on calme promptement les souffrances. Lorsqu'il existe une excitation nerveuse, je me trouve bien des douches et des bains de siège tempérés. Quelquefois, je fais intervenir l'eau froide, mais avec beaucoup de précautions; dans ce cas, j'ordonne des douches froides très courtes à percussion légère.

Dans le catarrhe vésical des vieillards, j'ai retiré d'excellents résultats des douches froides au périnée et à l'hypogastre, que je faisais suivre de frictions sèches d'après le traitement de Civiale.

Avant d'établir le traitement des névroses de la vessie, il est utile de connaître la distribution des nerfs dans cet organe, car les uns, ceux qui se rendent au corps de la vessie, viennent du grand sympathique, tandis que ceux du col dépendent du système cérébro-spinal.

Les névroses de la vessie, névralgies, rétention d'urine, atonie vésicale, incontinence d'urine, trouvent toujours à Vals, sinon la guérison, du moins une amélioration certaine.

Il faut, avant tout, s'enquérir des causes qui engendrent ces névroses. Pour les améliorer et les guérir, j'ordonne l'eau de la Dominique, les bains

Saint-Louis, les douches chaudes générales ou locales, puis, lorsque la susceptibilité des malades est apaisée, je fais prendre avec prudence des douches froides générales et locales très faibles et de courte durée. Ce mode de traitement m'a toujours réussi et donné d'excellents résultats, surtout à la période préataxique du *tabes*, où les névroses de la vessie sont assez fréquentes.

Goutte.

La goutte, comme la gravelle urique, est engendrée par le même principe : urates de soude ou de chaux dans le sang, diathèse urique. L'excès d'acide urique est le résultat d'une combustion imparfaite des matières albuminoïdes, et d'une nutrition incomplète. Pour combattre cette anomalie d'assimilation, il convient de s'attacher à l'intégrité des fonctions digestives, urinaires et cutanées.

Les eaux de Vals sont donc parfaitement indiquées contre cette affection. J'ai institué pour la goutte, ainsi que pour la gravelle urique, un traitement basé sur le lavage par les eaux faibles et la disparition de l'excès d'acide urique par les eaux alcalines moyennes et fortes. Pendant 8 à 10 jours, je fais prendre progressivement de l'eau alcaline faible à hautes doses, l'eau de la source Marie ordinairement, pour activer la diurèse ; puis, lorsque les reins, les bassinets, la vessie sont complètement débarrassés, et que l'urine ne dénote plus guère d'acide urique, j'emploie les eaux alcalines moyennes et fortes, surtout pour la goutte, l'eau de la source Précieuse, à une dose qui varie de 4 à 6 et même 8 verres par jour.

Je m'informe toujours de l'acidité de l'urine; si celle-ci a une tendance à l'alcalescence, je remplace les eaux alcalines par l'eau acidulée de la Dominique.

J'ai obtenu par ce traitement des succès durables : je pourrais citer nombre d'exemples où la guérison s'est maintenue plusieurs années sans accès.

Les eaux alcalines de Vals donnent donc des succès dans la goutte, comme diurétiques, et en régularisant surtout les fonctions digestives.

L'hydrothérapie et le massage interviennent aussi très heureusement pour favoriser l'assimilation des principes utiles à l'entretien de l'organisme, et combattre les troubles nerveux qui jouent souvent un rôle important dans le développement de la goutte.

S'il y a dépression des forces, j'emploie la douche froide générale et de très courte durée, suivi d'un massage très doux pendant 15 à 20 minutes.

Quand la peau est sèche, la douche écossaise me réussit bien.

Lorsqu'il y a engorgement des articulations, je fais prendre des douches locales très courtes que je fais suivre d'un long massage, très doux d'abord, pour arriver progressivement à des frictions et à des pressions de plus en plus fortes.

Rhumatisme.

Je rattache le rhumatisme à la goutte; ces deux affections ont ensemble le plus grand rapport.

Dans le rhumatisme, mettant de côté la pathogénie et les considérations générales, la médication pour les eaux de Vals a pour heureux effet de combattre et la diathèse et les manifestations qu'elle engendre.

J'ordonne les eaux alcalines faibles, moyennes ou fortes suivant les indications, et même l'eau ferro-arsenicale de la Dominique ou de la Saint-Louis-du-Bois, si l'anémie ou une surexcitation nerveuse accompagne les rhumatismes.

Les eaux de Vals, qui sont toniques, agissent dans ces cas en favorisant les mutations nutritives et en régularisant les fonctions digestives. C'est aussi dans le but d'exercer une modification salutaire dans l'évolution de la diathèse rhumatismale que j'ai recours à l'hydrothérapie.

Si la douche froide est utile dans la goutte, il faut dans les rhumatismes, qu'ils soient articulaires ou musculaires, n'y arriver qu'avec les plus judicieuses précautions. Je commence par les bains alcalins chauds, les douches chaudes ou les étuves sèches pour donner à la peau plus d'activité sans fatiguer les malades ; je continue ce traitement pendant quelques jours en ayant soin chaque jour d'augmenter insensiblement la température. Lorsque je juge le moment oportun et l'action du calorique suffisante, j'ordonne une douche froide générale et très courte que je fais suivre d'un massage énergique et de promenades en plein air.

Ce mode de traitement, et l'emploi méthodique des eaux minérales, continuées pendant un certain temps, m'ont donné souvent des guérisons et toujours des améliorations marquées.

Néphrites et albuminurie.

On ne rencontre à Vals que des néphrites chroniques, et encore ces états pathologiques des reins sont-ils assez obscurs et mal déterminés ; plusieurs malades accusent des douleurs très vives et peuvent à peine se tenir debout. Dans ces cas, je ne manque pas, comme ancien élève de Piorry, de percuter la région rénale, et très souvent le plessimètre me démontre que l'un des reins a notablement augmenté de volume. Dans mes notes, sur 77 cas d'hypertrophie des reins, je trouve 53 pour le rein gauche et 24 pour le rein droit.

Ordinairement, après huit ou dix jours de traitement, par suite d'une diurèse proportionnée à la quantité d'eau ingérée, je constate une diminution notable du volume du rein.

J'emploie, en même temps que les eaux minérales faibles à l'intérieur, les douches tièdes sur tout le corps, que je fais suivre d'une douche froide très courte sur l'organe malade ; enfin je termine par le massage et des frictions énergiques sur la région rénale.

Cette médication, très simple et d'une abolue innocuité, m'a toujours donné des soulagements marqués et de très heureux résultats.

Avant tout traitement, je procède à l'analyse de l'urine des malades et je recherche si elle renferme de l'albumine, du sucre, du mucus, du mucopus, du pus, du sang. Cette analyse de l'urine par les procédés chimiques et le microscope, rapprochée des symptômes qui caractérisent les diverses variétés de néphrites, montre immédiatement si l'on a à faire à des lésions congestives ou à des dégénérescences amyloïde et graisseuse du rein.

Si l'on rencontre quelquefois la présence de l'albumine dans la néphrite épithéliale simple, cette albuminurie n'est que passagère et guérit très rapidement par les eaux alcalines faibles à l'intérieur, les grands bains alcalins, les douches tièdes suivies d'une douche froide de quelques secondes de durée, les frictions sèches, le massage. Il n'en est pas de même dans les dégénérescenses amyloïde et graisseuse ou maladie de Bright; dans cette grave affection, c'est la présence de l'albumine dans l'urine qui constitue le caractère matériel de la lésion. On reconnaît facilement l'albumine par les deux procédés de la chaleur et de l'acide azotique; mais il est non moins nécessaire d'examiner les urines au microscope pour constater la présence des cylindres épithéliaux.

Une fois ces données bien établies, j'institue un traitement rationnel par les eaux minérales de Vals, qui, par la stimulation qu'elles impriment à la digestion et à la peau, par l'activité qu'elles donnent à toutes les fonctions d'assimilation, modifient avantageusement l'état des malades albuminuriques. Je ne manque jamais de faire prendre du lait avec les eaux minérales, et de soumettre en même temps les malades au régime lacté.

En même temps, j'ordonne aux repas l'eau de la source arsénicale de la Dominique, qui agit sur la nutrition et facilite, par l'arsenic qu'elle renferme, l'absorption des matières albuminoïdes.

Dans l'albuminurie, je prescris toujours un régime reconstituant et des vins contenant beaucoup de tannin. L'hydrothérapie aussi m'a donné de bons résultats, mais il faut procéder avec la plus grande prudence et bien saisir les indications qui se rapportent aux fonctions de la peau et des reins.

- Je commence par agir sur la peau à l'aide de l'étuve, que je fais suivre d'une douche froide courte et très énergique; d'autrefois j'ordonne la douche écossaise. Je termine souvent le traitement par une douche froide quotidienne de courte durée. Que j'ordonne l'étuve, la douche écossaise ou la douche froide, je les fais toujours suivre de frictions sèches et d'un massage méthodique. Ce mode de traitement m'a donné des améliorations et souvent des guérisons définitives.

Hypertrophie de la prostate. Prostatorrhée. Spermatorrhée.

Passant aux affections spéciales de l'appareil génito-urinaire chez l'homme, je parlerai seulement de celles que l'on rencontre le plus fréquemment à Vals; elles sont au nombre de trois : hypertrophie de la prostate, prostatorrhée et spermatorrhée.

L'hypertrophie de la prostate, qui accompagne quelquefois la lithiase urinaire et les maladies de vessie, dépend souvent d'un état diathésique; cet engorgement de la prostate donne lieu très fréquemment à la prostatorrhée.

Lorsqu'il existe des phénomènes douloureux, j'agis avec méthode : je fais prendre des eaux de Vals, à petites doses, tantôt très faibles, tantôt fortes selon les indications; puis, comme adjuvants, des bains de siège chauds suivis d'une douche froide périnéale très courte et à percussion légère; d'autrefois, j'ordonne des bains de siège chauds à eau courante alternant avec le bain de siège froid à eau courante également d'une durée très courte. Ce mode de traitement modifie la circulation pelvienne et s'oppose aux stases sanguines dans la prostate et dans le col vésical.

Le traitement de la spermatorrhée doit reposer, ainsi que je l'indique dans mon *Guide aux Eaux minérales de Vals*, sur les causes qui la produisent; que ces causes soient mécaniques, organiques ou constitutionnelles, nous n'avons à Vals que deux traitements à instituer, le traitement reconstituant ou le traitement sédatif suivant le degré de faiblesse ou d'excitation nerveuse des malades. Je prescris en même temps un traitement hygiénique. Les eaux alcalines de Vals, prises en boisson, étant excitantes et toniques, remédient à l'épuisement, à la débilité et à la fatigue locale; j'y ajoute, comme adjuvant, l'eau arsénicale des sources Dominique ou Saint-Louis aux repas.

Lorsque la spermatorrhée est entretenue par une atonie générale, j'ordonne un bain de siège froid, court, suivi d'une douche locale et générale et de frictions énergiques, dans le but de fortifier l'organisme et de réveiller l'appareil génital. Lorsque les pertes involontaires sont sous la dépendance d'une névrose générale, le traitement local ne doit être laissé qu'au second plan; le traitement général doit avoir le premier rang. Dans ces cas, j'ai recours aux bains de siège tempérés, de longue durée, puis je refroidis progressivement l'eau pour amener une dépression de l'influx nerveux. Lorsque j'ai obtenu ce résultat, j'arrive par les mêmes progressions à l'emploi de l'eau froide sous forme de douches générales sur la colonne vertébrale et locales au périnée.

Sous l'influence de ce traitement, l'organisme se réveille, les organes reprennent de la force, de la fierté, la gaîté reparaît et la guérison ne tarde pas à se déclarer. Sur 21 cas de spermatorrhée que j'ai eu à traiter à Vals, j'ai noté 15 guérisons complètes. Il est rare que le traitement ait une durée de plus de trois ans.

Métrite. Leucorrhée. Stérilité.

Les affections de l'appareil génito-urinaire spéciales à la femme et que l'on rencontre le plus souvent à Vals, sont les métrites, la leucorrhée et la stérilité. Ces affections ont entre elles la plus grande connexité.

Les eaux de Vals, avec leur gamme si variée, s'adaptent admirablement à la curation des maladies chroniques de l'utérus ; elles remplissent les trois conditions suivantes, indispensables pour obtenir la guérison :

1° Elles produisent, comme résolutives et antiplastiques, la déplétion des vaisseaux utéro-ovariens;

2° Elles calment l'éréthisme nerveux et les manifestations névropathiques plus ou moins complexes qui en dépendent et évitent ainsi les réactions incessantes de ces points névralgiques qui enlèvent aux centres d'innervation vaso-motrice leur tonicité ;

3° Enfin, elles modifient, en régularisant la nutrition, les états constitutionnels et les diathèses qui ont produit ou qui entretiennent les affections locales.

L'hydrothérapie répond également aux indications qui précèdent.

Si les malades supportent difficilement l'eau froide, je commence par les bains alcalins et les douches tempérées de manière à préparer la surface cutanée à l'eau froide. Lorsque le calorique a produit ses effets en agissant sur la circulation générale et en accélérant les échanges organiques, j'emploie les douches froides très courtes. Ces douches froides deviennent alors la clef de voûte du traitement des métrites chroniques.

On a prétendu que la douche froide refoulait vers les viscères abdominaux le sang qui circule à la surface de la peau et augmentait l'hyperhémie utérine. La douche froide de courte durée et méthodiquement appliquée a au contraire un effet très passager, et un courant inverse ne tarde pas à congestionner le tégument externe ; cet afflux sanguin dans les vaisseaux capillaires devient plus abondant que celui qui a été refoulé dans les organes intérieurs, de sorte que ces derniers se décongestionnent à leur tour.

Lorsque ce mode de traitement est insuffisant, je le complète par les douches d'acide carbonique dirigées directement sur le col utérin.

En résumé, les eaux de Vals, en boissons, agissent en excitant l'utérus ; la matrice se contracte sous cette excitation et chasse le sang qui abonde dans son intérieur. Les douches chaudes, froides et d'acide carbonique terminent le reste et me donnent les meilleurs résultats.

Je rencontre souvent à Vals des maladies utérines chez ces femmes affaiblies et déprimées par la vie dévorante des grandes villes ; leur existence surmenée avec ses passions, ses chagrins, ses déceptions, ses excès, leur fait perdre l'appétit, le sommeil, appauvrit leur sang, surexcite et ébranle leur système nerveux. Les eaux de Vals, avec le calme et le repos, amènent rapidement chez elles le bien-être et la santé, inconnus pour elles depuis longtemps.

Si les métrites, les endométrites chroniques subissent l'influence des diathèses, il en est de même du catarrhe utérin, qui reconnaît encore pour causes la stase sanguine dans les vaisseaux utérins, les excès vénériens... L'écoulement leucorrhéique exerce rapidement chez les femmes des effets fâcheux ; elles s'affaiblissent graduellement, deviennent pâles, maigres, abattues, tristes..., en un mot, elles tombent anémiques avec les troubles variés du nervosisme.

La leucorrhée, fréquemment symptomatique, a souvent une origine réflexe et dépend encore plus de troubles du système nerveux. Aussi à l'état chronique se développe-t-elle chez des sujets débilités et lymphatiques. Dans ces cas, j'ai toujours remarqué qu'il existait une grande sympathie entre les fonctions de la peau et les secrétions utérines ; moins il existe de transpiration cutanée, plus est abondant l'écoulement leucorrhéique. C'est donc en régularisant les fonctions nutritives et en relevant l'organisme qu'agissent les eaux de Vals, soit sodiques, soit arsénicales.

J'y joins, comme adjuvants, les injections répétées avec les eaux alcalines fortes ; ces injections doivent être prises très doucement et dans la position horizontale pour éviter le choc du col utérin. En outre l'hydrothérapie est parfaitement indiquée ; son utilité est incontestable. Les douches froides générales de courte durée rendent plus active la circulation et les douches locales modifient avantageusement l'appareil génital. S'il existe des phénomènes douloureux, il est parfois nécessaire d'avoir recours aux douches d'acide carbonique, suivant la nature de l'affection et la constitution des malades.

Quant à la stérilité dont la métrite et la leucorrhée sont des causes fréquentes, elle ne disparaît qu'avec les affections qui lui donnent naissance. Il ne faut pas oublier que, suivant les nombreuses observations du professeur Pajot, la stérilité dépend des femmes pour les trois quarts des cas, et des hommes pour un quart.

Chez les femmes, les maladies de l'utérus, de la muqueuse utérine, la surexcitation, le vaginisme, la chlorose, la débilité.... sont en général les causes de la stérilité.

Chez l'homme, c'est l'impuissance, la spermatorrhée, les excès, les orchites....

Les eaux de Vals sont des moyens précieux pour combattre la stérilité chez l'homme aussi bien que chez la femme.

Contre les affections utérines, j'ordonne les eaux fortes de Vals à l'intérieur, les grands bains alcalins, l'hydrothérapie ; contre le vaginisme, les douches froides générales et les douches d'acide carbonique ; contre la débilité, les eaux arsénicales des sources Dominique et Saint-Louis.

Contre la spermatorrhée et l'impuissance, ainsi que je l'ai dit plus haut, les douches froides générales et périnéales, surtout la douche avec le col de cygne le long de la colonne vertébrale.

Dans un rapport à l'Académie de médecine en 1880, et dans mon *Guide aux eaux minérales de Vals*, j'ai signalé une cause peu connue de la stérilité, c'est l'acidité du mucus vaginal et l'acidité de la liqueur séminale. J'ai rencontré cette cause chez 29 malades, et dans 8 cas, la fécondité s'est produite après une, deux ou trois saisons passées à Vals.

Voici le mode de traitement que j'emploie : je fais prendre aux malades à doses progressives de 4 à 8 verrées d'eau de la source Précieuse ; j'ordonne trois injections par jour, de vingt minutes de durée chacune, avec l'eau très forte de la Rigolette et je termine par un grand bain alcalin où les malades restent environ une heure et demie.

Comme on le voit, je combats la stérilité dans ce dernier cas, par les eaux alcalines fortes, *intus et extra*.

Le traitement par l'acide carbonique qui, à Vals, est si utile dans les métrites chroniques et les maladies utérines, ne l'est pas moins en inhalations et en douches, dans les affections du pharynx, du larynx, l'asthme, la dyspnée, le vertige auriculaire et nasal.

Je commence le traitement dès l'arrivée des malades à la Station : au début je les soumets aux douches d'acide carbonique deux fois par jour pendant quatre à cinq minutes. Le gaz arrive à la gorge à l'aide d'un tube, et si l'on veut qu'il parvienne aux poumons, on ordonne aux malades de faire de grandes inspirations. On écarte le jet de gaz à chaque expiration. Les séances, assez courtes au début, doivent augmenter chaque jour. Sauf de rares exceptions, les séances les plus longues ne dépassent jamais une demi-heure.

Les malades se soumettent volontiers à ce traitement qui leur procure un certain plaisir. A part une légère chaleur dans la gorge et les bronches, les malades n'éprouvent aucune impression pénible. Aussi, dès le sixième ou septième jour, l'amélioration est apparente et ordinairement après 15 ou 20 jours, la guérison est complète, sauf dans le cas de granulations trop anciennes de la muqueuse pharyngienne : quelques cautérisations à l'acide chromique réussissent bien, d'autant plus que le terrain est déblayé et que la diathèse est atténuée par le traitement général.

Les malades, en faisant leur apprentissage, éprouvent quelquefois un peu de difficulté pendant deux ou trois séances, mais ils ne tardent pas à ressentir les bons effets de cette médication ; la parole est plus facile, la voix plus libre, la gorge dégagée.

J'ai eu à traiter à Vals Mme I..., professeur de chant à Alger; c'est la deuxième saison qu'elle venait passer à la Station : aujourd'hui elle est complètement guérie d'une pharyngite chronique qu'elle portait depuis cinq ans.

Voici le traitement que je lui ai prescrit : quatre verres par jour d'eau de la source Rigolette thermalisée; matin et soir douches et inhalations d'acide carbonique de vingt minutes de durée. Après la première année, il y eut chez elle une amélioration marquée. La seconde année, guérison complète par le même traitement, auquel j'ai ajouté les bains alcalins tièdes et les douches chaudes pour activer les fonctions de la peau qui ne s'effectuaient pas d'une manière régulière. Chaque année le traitement fut continué pendant un mois.

Dans les affections catarrhales asthmatiques et emphysémateuses des bronches, je fais intervenir avantageusement le traitement par l'acide carbonique, sous forme de douches, d'inhalations, d'aspirations. Les séances, très courtes au début, ne doivent pas dépasser une durée de plus de 6 à 8 minutes. J'ordonne deux séances par jour,

Mme F..., de Paris, souffrante depuis quelques années, éprouvait des crises plus ou moins longues ; à chaque crise, elle ressentait de la dyspnée et de la suffocation. L'accès était régulier et revenait presque toujours à la même heure, — le fait est connu et souffre peu d'exceptions. — A chaque accès la malade éprouvait une gêne et une oppression considérables ; la respiration était sifflante et il fallait pour la faciliter, ouvrir aussitôt les fenêtres. Après une demi-heure environ, la dyspnée était moindre, la respiration plus régulière, et l'accès se terminait ordinairement par l'expectoration de quelques crachats écumeux.

Au huitième jour, l'amélioration est sensible ; au douzième, aucun accès ne s'était reproduit, et, après un mois, la malade quittait Vals complètement guérie. Son traitement a consisté en inhalations et aspirations d'acide carbonique deux fois par jour, et comme adjuvant l'eau de la source Rigolette thermalisée.

Dans les bourdonnements d'oreilles, le vertige auriculaire, le vertige nasal, le traitement par l'acide carbonique est employé avec succès ; les bourdonnements se modifient, diminuent et deviennent moins forts. Le vertige auriculaire, qui commence par le bruissement, ne tarde pas à s'accentuer ; c'est alors que tout semble tourner autour des malades, et que le sol fuit sous leurs pas. Quelquefois au début, les malades constatent le sifflement aigu décrit par Charcot. Dans tous les cas de vertige auriculaire que j'ai rencontrés à Vals, le traitement par les douches

d'acide carbonique m'a donné des améliorations no-
tables. J'ordonnais en même temps l'eau arsénicale
de la source Dominique, et quelquefois l'hydrothérapie.

Le vertige nasal, qui est ordinairement le résultat
d'affections des fosses nasales, appartient au groupe
des vertiges réflexes, comme les vertiges gastrique,
laryngé, utérin. J'ai rencontré quelquefois le vertige
nasal à la suite de la coqueluche.

Grâce à la médication par l'acide carbonique, le
vertige ne tarde pas à diminuer, dès les premières
séances d'inhalations et de douches, et toujours les
malades ont retiré de ce traitement des avantages
marqués. L'acide carbonique agit ici, à mon avis,
et comme antiseptique et comme anesthésique.

APPAREIL SANGUIN ET NERVEUX.

Anémie. — *Chlorose.* — *Chloro-anémie.*
Lymphatisme.

Je ne parlerai ni des symptômes ni des causes de
ces affections; restant dans le cadre restreint que je
me suis tracé, je n'envisagerai que le traitement.

La première indication consiste à faire manger les
malades et surtout à les faire digérer. Les eaux faibles
de Vals et les eaux ferro-arsenicales de la Dominique
et de la Saint-Louis ont, dans ces affections, une
incontestable efficacité.

Dans certains cas, par suite de la susceptibilité des
malades, j'agis prudemment et je ne fais boire ces

eaux qu'à doses très faibles, sauf plus tard à en augmenter progressivement la quantité, suivant les indications.

Quelles que soient les causes de l'anémie et de la chlorose, l'hydrothérapie est, avec l'usage interne des eaux, le meilleur moyen de les combattre. En effet, la douche froide, de courte durée, est très excitante, et par ce fait elle remonte l'organisme. Toutefois, il est nécessaire au début de prendre des ménagements suivant les susceptibilités morbides ; je débute avec douceur par une douche chaude que je fais suivre d'une douche froide très faible, de courte durée. Une fois les malades acclimatés, j'augmente sans secousse et progressivement la percussion et la durée de la douche, qui ne doit pas dépasser une minute.

Lorsque les malades présentent des [phénomènes nerveux, ce qui se voit très fréquemment dans l'anémie et la chlorose, j'ai recours à la douche écossaise, à des douches alternatives, à températures variées, suivies de frictions, de massage, pour activer encore l'action des phénomènes intimes de la nutrition.

Le lymphatisme est également justiciable des eaux de Vals et de l'hydrothérapie. Les eaux sodiques faibles et les eaux arsénicales empêchent les déchéances organiques, et les douches froides courtes et excitantes empêchent les engorgements, relèvent l'organisme et favorisent un processus antidiathésique.

Nervosisme. — Irritation spinale.

Les affections du système nerveux comprennent un ensemble de phénomènes morbides caractérisés par des troubles fonctionnels du cerveau, de la moelle épinière et des nerfs.

Sans m'attacher aux maladies fonctionnelles de ces organes, je traiterai cet état morbide, indéterminé, nerveux, connu, et compris de tout le monde, qui se manifeste, chez les malades, par des troubles de l'intelligence, de la sensibilité organique, du mouvement, et qui porte le nom de nervosisme.

Le nervosisme n'est que le résultat du défaut de nutrition des centres nerveux, et ce défaut de nutrition tient à deux causes : une altération du sang et une excitation nerveuse.

Dans ce cas, les eaux de Vals sont tout indiquées pour les combattre ; les eaux faibles et les eaux ferro-arsénicales produisent les meilleurs résultats comme toniques et régulatrices de la nutrition.

L'hydrothérapie, dans le nervosisme, rend toujours les plus grands services ; seulement il faut tenir bien compte de l'évolution de cet état nerveux qui peut se présenter sous trois phases distinctes : excitation au début, perversion plus tard, à la fin épuisement de la force nerveuse. Ces trois états demandent en hydrothérapie des indications spéciales.

Lorsqu'il existe de l'excitation de la force nerveuse, on doit chercher dans l'hydrothérapie une action sédative ; pour y parvenir, j'emploie les grands bains alcalins tempérés de longue durée, les douches chaudes à percussion légère, les frictions douces et le massage.

Puis, lorsqu'il y a apaisement de l'excitabilité morbide, j'emploie la douche froide de courte durée que je fais précéder et suivre d'une douche chaude.

Ce procédé produit toujours une influence salutaire dans les névroses des chloro-anémiques qui réclament à la fois un traitement tonique et sédatif.

S'il y a dépression de la force nerveuse, j'ai recours aux moyens excitants, aux douches très froides, courtes et vigoureusement appliquées. Le col de cygne réussit bien.

Quand il y a perversion de la force nerveuse, de grandes précautions sont à prendre : j'emploie ordinairement la douche chaude, pendant quelques minutes, que je fais suivre d'une douche froide de quelques secondes, avec projection très faible et d'un doux massage.

Dans l'épuisement nerveux, il semble que les applications excitantes de l'hydrothérapie soient toutes indiquées : eh bien! non. La douche froide, dans ce cas, amène une réaction nuisible, et vient jeter le trouble dans toutes les fonctions de l'inervation. C'est ici que la prudence s'impose, et qu'il faut choisir avec discernement les applications qui ne compromettent pas la guérison. Autant l'eau froide, dans les affections nerveuses, est une médication puissante, autant il faut être réservé dans son application dans l'épuisement nerveux. Avant tout, il faut préparer les malades à subir le traitement hydrothérapique. Je commence par faire des lotions alcalines tièdes, puis je gradue progressivement la température pour arriver aux douches tempérées à percussion légère et suffisamment prolongées. Lorsque l'épuisement nerveux a diminué, je remplace les douches tempérées par des douches de plus en plus froides.

Ce mode de traitement hydrothérapique m'a très souvent réussi.

Une autre affection nerveuse que l'on rencontre souvent aussi à Vals est l'irritation spinale, qui tient à la fois du nervosisme et de l'anémie.

L'irritation spinale n'est qu'une anémie spinale et principalement anémie des cordons postérieurs de la moelle épinière. Combattre l'anémie de la moelle épinière, tel est le but que doit se proposer le traitement. J'y parviens en relevant l'état général des malades, en augmentant et en activant la circulation du sang dans la moelle.

La première indication sera remplie par les eaux sodiques faibles de Vals et l'eau ferro-arsénicale de la Dominique ou de la Saint-Louis.

On augmentera la circulation centrale par l'hydrothérapie. Lorsque le malade supporte le choc de la douche, je l'administre froide et de courte durée le long de la colonne vertébrale. D'autrefois, j'emploie la douche écossaise. Je termine toujours par le col de cygne.

Quand le malade éprouve des douleurs spinales à la suite des premières douches, j'ordonne les douches chaudes à la partie postérieure du corps ; si ces douches causent encore de la douleur, je les donne à la partie antérieure du corps en éventail. Ce n'est que lorsque l'excitabilité est tombée que je reprends l'eau tiède pour arriver par des températures variables à la douche froide. Ces procédés me donnent de remarquables améliorations, sinon des guérisons complètes. Pour arriver à ce résultat, le traitement doit être suivi pendant longtemps.

Les eaux de Vals sodiques et les eaux ferro-arsénicales de la Dominique ou de la Saint-Louis, l'hydrothérapie, le massage réussissent généralement bien dans les névralgies et les autres névroses, vertige, parésie, ataxie locomotrice, hystérie, hypocondrie...

MALADIES DE LA RATE.

Affections paludéennes. — Fièvres intermittentes. — Cachexie des pays chauds. — Leucocythémie.

Je comprends seulement sous la dénomination des maladies de la rate les affections paludéennes, les fièvres intermittentes, la cachexie des pays chauds et la leucocythémie splénique.

Les affections paludéennes, qui conduisent à la longue fatalement à la cachexie, sont à Vals tributaires des eaux sodiques et ferro-arsénicales pour relever l'organisme et soutenir son fonctionnement régulier.

L'hydrothérapie est aussi le moyen le plus énergique pour les combattre. Mais on doit prendre beaucoup de précautions pour ne pas provoquer de la fatigue chez les malades, souvent très épuisés par l'impaludisme. Je commence par les bains ferro-arsénicaux de la source Saint-Louis pour empêcher l'excitation du système nerveux et reconstituer l'organisme. Lorsque les malades sont bien préparés, je commence à donner des douches à températures variées suivant la susceptibilité et le degré de résistance de l'organisme. Sitôt que les malades sont suffisamment forts, je passe à la douche froide, très courte, pour relever les forces perdues. Dans quelques cas la peau est sèche et fonctionne mal ; j'ai recours alors à l'étuve ou aux bains alcalins très chauds mais de courte durée.

Dans les affections paludéennes, les malades sont presque toujours atteints de fièvres intermittentes rebelles, revêtant tous les types, mais caractérisées surtout par des accès de fièvre dans la soirée. La percussion m'a toujours permis de constater dans ces cas une augmentation du volume de la rate.

Contre tous ces symptômes, accès de fièvre, spléno-mégalie.... l'eau de la source Dominique possède une action énergique et sûre comme tonique, reconstituante et antipériodique.

L'hydrothérapie est aussi un des meilleurs moyens à employer pour combattre ces états morbides.

Lorsque l'accès se déclare, j'emploie la méthode de Fleury : douche générale en jet très énergique et très courte — 10 à 15 secondes — au début au frisson. Le refroidissement produit par la douche arrête ordinairement les phénomènes spasmodiques.

Le frisson est-il déclaré, j'ordonne aussitôt une douche chaude que je fais suivre immédiatement d'une douche froide.

Pour empêcher les accès, qui en général sont périodiques, je prescris aux malades la douche froide très énergique et très courte sitôt que les malades éprouvent de la chaleur, prélude du frisson qui caractérise l'accès. Lorsque les accès présentent le type rémittent, la douche froide ramène souvent l'accès à son type normal.

Si la rate est hyperthrophiée, ce que démontre préalablement la percussion, j'ordonne, avec l'eau de la Dominique, la douche splénique en jet ou avec le col de cygne. Pour appliquer cette douche, je fais relever le bras gauche des malades et bien présenter le flanc pour dégager la région de la rate.

La douche splénique doit être vigoureuse, très

courte, et ne pas dépasser trente secondes. Il m'arrive quelquefois de faire précéder la douche froide d'une douche chaude.

Je rapproche des affections paludéennes, la cachexie des pays chauds et la leucocythémie splénique, qui ont entre elles tant de points de ressemblance. En effet, dans les unes et les autres, il y a des altérations profondes du sang, troubles des voies digestives, tuméfaction des organes abdominaux, rate, foie.... Ce qui caractérise surtout la cachexie des pays chauds et la leucocythémie splénique, c'est la tuméfaction du foie et de la rate, pâleur des tissus, anémie....

Pour ces affections, le traitement consiste à relever l'organisme par les eaux sodiques et ferro-arsénicales de Vals et à employer l'hydrothérapie comme méthode excitante et tonique, en prenant toujours beaucoup de précautions pour ne pas provoquer de réactions trop fortes.

Telles sont les principales indications thérapeutiques des eaux de Vals et les applications hydrothérapiques à cette Station.

Septembre 1889.

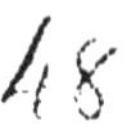